ABHANDLUNGEN DER DEUTSCHEN AKADEMIE
DER WISSENSCHAFTEN ZU BERLIN

Klasse für Medizin
Jahrgang 1956, Nr. 1

HASSO ESSBACH

RÖNTGENOLOGIE IN DER GEBURTSHILFE

(PATHOLOGISCH-ANATOMISCHES ZUM ENGEN BECKEN)

1956

AKADEMIE-VERLAG · BERLIN

Vorgelegt von Hrn. R. Schröder in der Gesamtsitzung vom 19. Januar 1956
Zum Druck genehmigt am gleichen Tage, ausgegeben am 15. Oktober 1956

Erschienen im Akademie-Verlag GmbH., Berlin W 8, Mohrenstraße 39
Lizenz-Nr. 202 · 100/257/56
Satz und Druck: Druckhaus „Maxim Gorki", Altenburg
Bestell- und Verlagsnummer: 2001/56/III/1
Preis: DM 1,30
Printed in Germany

Die Aufgabe des pathologischen Anatomen darf im Rahmen des vorgesehenen Themas wohl darin erblickt werden, den Formenkreis von Gestalttypen des engen Beckens zu umreißen, soweit diese in fertiger Form dem Geburtshelfer begegnen. Da Neues in dieser Frage seit den grundlegenden Untersuchungen von Breus und Kolisko nicht hinzugekommen ist, basieren meine Ausführungen im wesentlichen auf dieser Arbeit, und es ist leider so, daß ich damit Eulen nach Athen trage. Deshalb will ich mich in der Darstellung der wichtigsten Verformungstypen so kurz wie möglich fassen:

Bedeutungsvoll ist zunächst *das gleichmäßig verengte Becken*, bei dem unter Reduktion der Länge aller Durchmesser in harmonischer Proportion die normale Gestalt beibehalten bleibt. Es ist das Becken vom infantilen Typ, das in reiner Form bei proportionierten Zwerginnen vorkommt, aber auch bei kleinen zierlichen Frauen mit einer allgemeinen mäßigen Skelettunterentwicklung beobachtet wird.

Einen ziemlich einfachen Verengerungstyp des Beckens stellt weiterhin *das einfache platte Becken* dar, bei dem nur die geraden Durchmesser verkürzt sind, während die sonstigen Durchmesser reguläre Längen aufweisen. Die Ursachen dieser Entwicklungsanomalie sind nicht bekannt.

Bedeutungsvoll, weil ziemlich häufig, ist *das durch Rachitis verunstaltete Becken*, das vor der Ära der Rachitisprophylaxe sicher wesentlich häufiger zur Entwicklung kam als in den letzten Jahrzehnten. Die dabei anzutreffenden Formen sind graduell wechselnd und treten in verschiedenen Kombinationen auf.

Breus und Kolisko unterschieden 6 Typen:

1. Das typische *platte Rachitisbecken*, das am häufigsten anzutreffen ist und dem daher die größte Bedeutung zukommt.
2. Das allgemein verengte, platte Rachitisbecken.
3. Das mittenplatte Rachitisbecken.
4. Das platte Rachitisbecken mit steilem Sakrum.
5. Das platte Rachitisbecken mit hochstehendem Promontorium und
6. Das asymmetrische platte Rachitisbecken.

Als charakteristisch für das Rachitisbecken zeigt sich eine Verkleinerung und Deformierung des Hüftbeines. Es kann die Höhe desselben um mehrere Zentimeter verkürzt sein. Auch die Länge der Terminalislinie wird u. U. bis auf 16 cm verringert angetroffen. Diese Verkürzungen sind im wesentlichen auf die regelmäßig vorhandene Kleinheit der Pars iliaca zu beziehen, die von den rachitischen Wachstumsstörungen am stärksten betroffen ist. Die Darmbeinschaufeln sind kleiner und eckiger als in der Norm. Die Fossa iliaca kann vertieft sein und u. U. eine trichterförmige Mulde nahe dem Sacro-Iliacal-Gelenk aufweisen. Die Darmbeinschaufeln können steiler gestellt sein. Der Darmbeinkamm ist verkürzt. Die Linia arcuata ist stark gekrümmt. Der Knochen an dieser Stelle ist verdickt. Die horizontalen Schambeinäste sind sehr dünn, aber lang ausgezogen. Die Symphyse ist niedrig, der Symphysenwinkel stumpf. Am Tuberculum pubicum und der Eminentia ileo-pubica sind oft stachelartige Exostosen entwickelt. Der Sitzbeinkörper ist oft verschmälert. Das Kreuzbein ist vorn breit, dünn, abgeflacht und stärker gegen das Becken geneigt. Die Wirbelkörper sind schmal. Der Querdurchmesser des Sakralkanals ist oft eingeengt, so daß eine Frontalstenose des Sacralkanals nachgewiesen werden kann. Der erste Kreuzwirbelkörper ist ventralwärts verlagert. Das Promontorium springt stark vor. Die Kreuzbeinspitze tritt zurück. Das Steißbein ist hakenförmig nach vorn gebogen. Die Darmbeinschaufeln liegen flach. Die Conjugata vera kann bis um 6 cm verkürzt sein.

Bei den obengenannten *Untertypen des Rachitisbeckens* liegen meist keine reinen Rachitisformen vor, sondern Kombinationen mit dem Assimilationsbecken.

Was die formale Genese des Rachitisbeckens angeht, so hat die Deutung ja bekanntlich durch die Untersuchungen von Breus und Kolisko eine entscheidende Wandlung erfahren. Während von Meyer-Litzmann noch der Meinung war, daß hier hauptsächlich mechanische, statische Faktoren an der Gestaltbildung des Rachitisbeckens beteiligt seien, stehen die ersteren Autoren auf dem Standpunkt, daß diese statischen Faktoren nur eine ganz untergeordnete Rolle spielen könnten, nämlich nur für die Zeit des floriden Rachitisstadiums, wohingegen für die endgültige Gestaltbildung des Rachitisbeckens veränderte Wachstumsvorgänge verantwortlich zu machen seien. Man weiß heute, daß Störungen der Wachstumskorrelationen im floriden Stadium der Rachitis besonders am Beckenknochen durch das an sich gesunde postrachitische Wachstum nicht vollständig normalisiert bzw. ausgeglichen werden können. Das geht vor allem daraus hervor, daß die Formveränderungen des rachitischen Erwachsenenbeckens nicht mit den Formveränderungen des florid rachitischen kindlichen Beckens übereinstimmen.

Die Knochenveränderungen am Becken werden im wesentlichen bestimmt durch Wachstumsstörungen im Bereich der Wachstumsfugen, besonders zwischen Körper und Bogen, sowie zwischen Costalis und Transversus des Kreuzbeines und schließlich von Störungen im Bereich des Faciesknorpels des Darmbeines, der sowohl an der Bildung des Sacralzapfens beteiligt ist, wie an der Ausgestaltung der Pars iliaca.

Wenn die rachitische Wachstumsstörung sehr lange anhält, und die Heilungsvorgänge nur zögernd einsetzen, so kann eine besondere Form der Beckenschädigung in Erscheinung treten, *das pseudoosteomalacische Becken*, worunter ein zusammengeknicktes rachitisches Becken verstanden wird. Dabei sind die Darmbeinplatten eingerollt; die Fossa iliaca zeigt eine sulcusartige Grube; der Beckeneingang ist dreieckig bis kartenherzförmig. Die Terminallinie ist gestreckt oder nach innen leicht konvex eingebogen. Gelegentlich werden die horizontalen Schambeinäste nach innen eingebogen, so daß ein Symphysenschnabel entsteht. Das Kreuzbein ist oben stark querkonvex und stark nach abwärts geneigt. Das Promontorium liegt weit vorn und tief im Becken. Die Zeichen der Rachitis an diesem Becken bestehen wieder in der Kleinheit der Beckenknochen, in der verkürzten Terminallinie, in der Kürzung und Krümmung der Pars iliaca, in dem Verhalten der Crista-Krümmung und in dem verhältnismäßig weiten Arcus pubis.

An der Entstehung dieser Beckenveränderung wirken zwei Komponenten mit: einmal die rachitische Wachstumsstörung, wie sie für das Rachitisbecken genannt wurde, und zum anderen sicher die Belastung, die infolge der langen Dauer der Beckenweichheit zu einer stärkeren mechanischen Deformierung disponiert als das gewöhnliche Rachitisbecken.

Als weitere Unterformen der rachitischen Wachstumsstörungen am Becken sind schließlich die Veränderungen bei rachitischen Zwergen zu erwähnen. Bei diesen kommen Beckenveränderungen aller der genannten Grade vor, vom einfachen plattrachitischen Becken bis zum allgemein verengten und pseudoosteomalacischen Rachitisbecken.

Das Becken bei echter Osteomalacie unterscheidet sich insofern vom Rachitisbecken, als es sich bei der Osteomalacie ja um ein ursprünglich normales Becken handelt, das im

Verlauf der Schwangerschaft von der Kalkstoffwechselstörung erfaßt wird. Es fehlen also die Sonderzüge, die das pseudoosteomalacische Becken der Rachitis zuzuordnen gestatten. Die abnorme Weichheit der Knochen führt zu einer starken Belastungsdeformität. Durch den Druck der Wirbelsäule und den Gegendruck der unteren Extremitäten wird das Becken in sich zusammengedrückt. Das Promontorium gerät weit in die Beckenhöhle, die Symphysengegend wird schnabelförmig nach vorn getrieben, der Beckeneingang kartenherzförmig, der Beckenausgang durch die Verengerung des Arcus pubis und das Vorspringen der Kreuzbeinspitze ebenfalls verunstaltet.

Eine weitere Gruppe der Deformierungen ergibt sich aus einem abweichenden Segmentaufbau des Kreuzbeines. Wir sprechen von *Assimilationsbecken*. Hierbei sind von der Norm abweichende Segmente der Wirbelsäule am Aufbau des Kreuzbeines beteiligt. Normalerweise tritt die Anlage des Darmbeines mit dem 25.—27. Wirbel in Beziehung. Die Anlage des Os ileum induziert hierbei die Ausbildung der Costalanteile, die normalerweise nur an den ersten drei Kreuzbeinwirbeln auftreten. ROSENBERG hat auf Grund embryologischer Studien nachgewiesen, daß die Anlage des Beckens beim Embryo von caudal nach cranial wandert, und daß der 25. Wirbel, aus dem normalerweise der erste Kreuzbeinwirbel wird, erst später in das eigentliche Becken aufgenommen wird. Am caudalen Ende träte dann der 30. und 31. Wirbel wieder aus der Kreuzbeinanlage aus. Danach wäre die Assimilation entweder auf eine Hemmung der oralen oder eine überwegige Wanderung der Beckenanlage zu beziehen. Assimilationserscheinungen können also am caudalen und am cranialen Ende des Kreuzbeines auftreten. Es kann dabei die Zahl der Kreuzbeinwirbel vermehrt oder auch vermindert sein. Oft bleibt trotz des Verschiebevorganges die Zahl der Wirbel aber eine reguläre. So entstehen *Lumbalisationen* und Sacralisationen. Letztere wurden von SUTERLAND unter 12000 Röntgenbildern in 4,5% gefunden. Assimilationen konnte MOORE in 3,2% auf Grund des Studiums von 3640 Röntgenaufnahmen nachweisen. Der Vorgang ist also nicht gerade selten.

Die Assimilationsvorgänge wirken sich auf die gesamte Beckenanlage aus, da einmal der Stand des endgültigen ersten Kreuzwirbels die Gestalt der Beckeneingangsebene, d. h. den Promontoriumsstand bestimmt, und dadurch andererseits auch die Breitenentwicklung des Kreuzbeines weitgehend festgelegt wird. Die eingehendsten Arbeiten über das Assimilationsbecken verdanken wir BREUS und KOLISKO. Auf die gestaltlichen Feinheiten der Formverschiebungen im Bereich des Kreuzbeines bei dieser Form der Beckenveränderung soll im einzelnen nicht eingegangen werden. Was die Auswirkungen dieser Umformung auf das Gesamtbecken anlangt, so haben BREUS und KOLISKO verschiedene Typen herausgearbeitet, die aber z. T. Übergangsformen aufweisen. Sie unterscheiden: das hohe Assimilationsbecken, das querverengte Assimilationsbecken und das mittenplatte Assimilationsbecken. Bei diesen 3 Typen ist der Hochstand des Promontoriums das Wesentliche. Beim niederen Assimilationsbecken herrscht ein tiefstehendes Promontorium vor. Ein 5. Typ wird von ihnen als asymmetrisches Assimilationsbecken charakterisiert.

Beim *hohen Assimilationsbecken* ist die Conjugata vera meist verlängert; die queren Beckenmaße werden dagegen leicht reduziert gefunden.

Beim ausgesprochen *querverengten Assimilationsbecken* steht das Promontorium auch hoch, das Kreuzbein ist lang und zeigt oft 6 Wirbel. Auffällig ist die Abnahme der Quermaße besonders am Beckeneingang und in der Beckenmitte. Die Verkürzung der Quermaße erklärt sich durch die Schmalheit des Kreuzbeines. An den Darmbeinen ist eine Abnahme der Terminalkrümmung festzustellen.

Das seltene, nur in 3% dieser Gattung anzutreffende *mittenplatte Assimilationsbecken* ist auffällig durch eine starke Verkürzung des Sagittaldurchmessers der Beckenmitte. Diese Verkürzung der Beckenmitte wird bedingt durch eine ventral gerichtete konvexe Vorbuckelung des 1. und 2. Kreuzbeinwirbels. Dabei springt besonders stark die Verbindungsleiste zwischen dem 2. und 3. Kreuzbeinwirbel in die Beckenhöhle vor. Die Konjugata der Beckenmitte kann bis über 2 cm verkürzt sein.

Das seltene *niedere Assimilationsbecken* weist ein tiefstehendes Promontorium auf, welches oft unter der Terminalebene steht. Das Os sacrum ist ebenfalls niedrig und besteht meist nur aus 4 Wirbeln.

Das *asymmetrische Assimilationsbecken*, das nicht selten ist, sei der Vollständigkeit halber erwähnt. Es besitzt aber wohl wenig geburtshelferisches Interesse, da eine Einengung des Beckens dabei im allgemeinen nicht zustande kommt.

Was sonstige Beckenanomalien bei Störungen der Skelettanlage anlangt, so wurden solche bei der *Dysostosis cleido-cranialis* beobachtet, zumeist in Form des *querverengten oder häufiger des allgemein verengten Beckens.*

Bei der erbbedingten Erkrankung der *multiplen cartilaginären Exostosen* kommen neben seltenen Exostosenbildungen innerhalb des Beckens *auch allgemein Formanomalien* zur Entwicklung.

Sie bestehen in einer *abnormen Schmalheit des Beckens*, die durch eine Schmalheit des Kreuzbeines bedingt ist. Das Kreuzbein erfährt dabei eine Verlagerung nach vorne im Sinne einer Anteversio. Charakteristisch ist weiterhin eine Verlängerung des Schambeines durch Wachstumssteigerungen an den Symphysenenden. Diese Verlängerung führt zu einer recht- bis spitzwinkeligen Vereinigung der Schambeinäste an der Symphyse. Die Verengerung der Schambeinäste gleicht die Verkürzung der Conjugata vera durch Anteversio des Kreuzbeines aus.

Eine gewisse Bedeutung für den Geburtshelfer hat schließlich das *schrägverengte Becken.* Diese Beckenform kann durch anlagemäßig bedingte Knochendefekte im Kreuzbein veranlaßt sein. Größere Bedeutung aber haben für das Zustandekommen dieser Beckenform *entzündliche Prozesse im Bereich des Kreuzbeines*, des Sacroiliacalgelenkes und des hinteren Hüftbeinabschnittes, wobei es zu Zerstörungen, besonders am Flügel des 1. Kreuzbeinwirbels kommt. Folge ist schließlich eine entzündliche Synostose des Sacroiliacalgelenkes. Die entzündlichen Veränderungen können auch als osteomyelitische Vorgänge am *Gelenkfortsatz des Hüftbeines* vorhanden sein. Nach Abklingen der Entzündungsvorgänge können *sehr glatte Knochennarben* zurückbleiben, so daß der abgelaufene entzündliche Prozeß gar nicht auf den ersten Blick zu erkennen ist. Dieser Umstand hatte den ersten Beschreiber dieser Beckenform, Naegele, auch veranlaßt, eine anlagemäßige Entwicklungsstörung als Ursache anzusehen. Die Verformung des Beckens ist bei diesem Vorgang eine charakteristische. Es erscheint schräg verschoben und schräg verengt. Das Hüftbein der kranken Seite ist nach oben verlagert, die Symphyse nach der gesunden Seite verschoben. Die gesunde Beckenhälfte ist geräumig, die synostotische abgeflacht und eingeengt. Der Beckeneingang wird schräg eiförmig. Der schräge Durchmesser vom gesunden Sacroiliacalgelenk zur Pfanne der kranken Seite kann um 6 cm verkürzt sein.

Bei doppelseitiger Erkrankung des Sacroiliacalgelenkes entsteht das *Robertbecken.* Durch doppelseitige Erkrankung der gelenknahen Kreuzbeinabschnitte kommt es zu einer hochgradigen symmetrischen Verschmälerung des Kreuzbeines, welche teils durch entzündliche Zerstörung, teils durch Wachstumsausfall und Atrophie bedingt wird. Von den Hüftknochen ist meist der Sacralzapfen geschwunden. Das Becken ist hier *stark querverengt*, der Eingang wird schlitzförmig. Die Distanz der Sitzbeinhöcker kann auf 2 cm reduziert sein. Die widerstreitenden Meinungen bezüglich der Genese dieser Beckenveränderung wurden von Breus und Kolisko zugunsten der entzündlichen Ätiologie entschieden. Meist handelt es sich um tuberkulöse Erkrankungen der Sacroiliacalgelenke.

Leichte Formen des *schrägverengten Beckens* können auch durch eine Skoliose der Lendenwirbelsäule bedingt sein oder als Folge von Hüftgelenkserkrankungen auftreten.

Zu einer Beckeneinengung besonderer Art führt schließlich das *Abgleiten des letzten Wirbels* vom ersten Kreuzbeinwirbel. Dadurch entsteht eine starke Lordose der Lendenwirbelsäule, die sich teilweise über den Beckeneingang legt. Die Kreuzbeinbasis ist nach hinten abgedrängt, die Spitze zeigt nach vorn. Der gerade Beckendurchmesser ist verkürzt, der Durchmesser des Beckenausganges reduziert.

Auch durch Stellungsanomalien der höher gelegenen Wirbelsäulenabschnitte können Umwandlungen der Beckenform zustande kommen. Bei der *Gibbusbildung im Bereich der unteren Brustwirbelsäule* oder der Lendenwirbelsäule resultiert ein *Trichterbecken*, das durch Zurückweichen des Promontoriums im Beckeneingang erweitert wird, während durch die Verlagerung der Kreuzbeinspitze nach vorn der Beckenausgang im geraden Durchmesser verengt wird. Hinzu kommt eine spitzwinkelige Verengerung des Arcus pubis und eine Annäherung der Sitzbeinhöcker.

Eine Verengerung des Beckens in sehr variablen Formen kann schließlich durch primäre oder sekundäre Geschwulstentstehung im oder am knöchernen Beckenring verursacht werden, wobei besonders die Tumoren der Bindegewebsreihe eine Rolle spielen.

Dies wären in größter Kürze die wichtigsten Typen der Beckenumformungen, soweit sie in der Geburtshilfe eine Bedeutung erlangen können. Was die Auswirkung des verengten Beckens auf Schwangerschafts- und Geburtsverlauf anlangt, so ist ohne weiteres verständlich, daß schon vor der Geburt Komplikationen eintreten können, die sich besonders in der Ausbildung abnormer Kindslagen zeigen. Der Geburtsablauf schließlich wird natürlich vom Grad und von der Art der Verengerung einerseits und von der Größe des Kindes und der Beschaffenheit des Kopfes andererseits abhängig sein. Bei der Art der Beckenverengerung ist es wichtig, vor der Geburt festzustellen, an welcher Stelle des Beckens mit dem Maximum der Einengung zu rechnen ist, um den Geburtsverlauf prognostisch und therapeutisch von vornherein klar steuern zu können. Die Schlußfolgerungen werden bei der Beckeneingangsverengerung andere sein als bei der allgemeinen Verengerung, beim mittenplatten Becken andere als beim Trichterbecken, bei welchem zumeist der Beckenausgang das Haupthindernis darstellt. Für besondere Formen der Beckenanomalien ist sicher von großer Bedeutung, wie der Kopf sich einstellt. Die näheren Ausführungen zu diesen Fragen kommen aber berufener Seite zu.

Sie werden vielleicht erwarten, daß weiterhin genaue Angaben über die besondere Häufigkeit der einzelnen Beckentypen gemacht werden. Die Ausbeute in dieser Beziehung ist aber nicht besonders groß. Aus den Untersuchungen von Breus und Kolisko geht wohl hervor, daß das rachitische Becken in seinen verschiedenen Variationen an erster Stelle stand und daß innerhalb dieses Formenkreises das platte Becken dominiert. Man weiß auch, daß die Häufigkeit der Assimilationsbecken eine relativ große ist und zwischen 3 und 4,5% bei Röntgenuntersuchungen erwartet werden kann. Das hohe Assimilationsbecken und das asymmetrische Becken kommen dabei am häufigsten vor. Exakte relative Häufigkeitsangaben aber über die sonstigen Formanomalien sind nicht bekannt. Diese Unkenntnis hat letztlich natürlich ihren Grund darin, daß der pathologische Anatom am eigenen Institut nur selten Gelegenheit haben wird, Beckenanomalien zu untersuchen, und die Feststellungen von Breus und Kolisko sind ja nur dadurch möglich gewesen, daß sie die Sammlungen verschiedener großer Institute verwerten konnten. Auch der Gynäkologe wird nicht in allen Fällen in der Lage sein, den Typus der Beckenveränderung an der Lebenden so exakt zu bestimmen, wie dies am anatomischen Präparat möglich wäre, so daß bei klinischen Auswertungen von Reihenuntersuchungen viele Deutungen vorhanden sein dürften, die einer exakten Analyse wahrscheinlich nicht immer standhalten dürften.

Aus dieser Schwierigkeit heraus ergibt sich auch die Unmöglichkeit, zahlenmäßige Angaben darüber zu machen, wie häufig Schädigungen der Perinatalperiode am Kinde etwa bei bestimmten Typen der Beckenverengerung angetroffen werden. Die Faustregel wird im allgemeinen stimmen, die besagt, daß beim engen Becken sowohl die Schädigung der Mutter wie die des Kindes etwa 5—6 mal höher angesetzt werden muß als unter normalen Verhältnissen. Da die Entwicklung der operativen Geburtshilfe in richtig erkannten Fällen es aber nicht bis zur Schädigung von Mutter und Kind wird kommen lassen, werden sich diese Zahlen zweifellos zum Besseren hin verschieben müssen.

Die eindeutige Erhöhung der Gefährdung für Mutter und Kind wirkt sich nun dahingehend aus, daß die der perinatalen Periode zugehörigen Schädigungen bei solchen Kindern nicht nur häufiger, sondern auch in einem graduell schwereren Grad beobachtet werden. Von den verschiedenen Schädigungen, wie man sie bei Analyse einer großen Zahl von Totgeburten und verstorbenen Kindern erfassen kann, sind besonders einige Gruppen bevorzugt betroffen, so in erster Linie die *geburtstraumatischen Einwirkungen* auf den Schädel, die *Lageanomalien* mit dem Formenkreis der dadurch bedingten Komplikationen, der *Morbus haemorrhagicus neonatorum*, die *anoxaemischen Schädigungen* besonders des Gehirnes, die *Fruchtwasseraspiration*, besonders die infizierte infolge häufigerer Infektionen des Fruchtwassers durch längerdauernde Geburt, oder die Infektionsmöglichkeit durch vorzeitigen Blasensprung und schließlich *Lungenalterationen* anderer Art. Bedeutungsvoll ist, daß der Tod des Kindes unter der Geburt häufiger eintritt als unter normalen Verhältnissen, und daß häufiger die Notwendigkeit der Kindestötung unter der Geburt besteht.

Was die *geburtstraumatischen Folgen am Schädel* anlangt, so kann die ganze Skala der sonst auch zu beobachtenden Rißbildungen und Blutungen an den Hirnhäuten angetroffen werden, u. U. von besonderer Intensität. Besonders stark ausgeprägt werden solche Schäden bei Kindern mit großem Schädel, also besonders bei Reifgeburten beobachtet.

Besonders häufig sind dabei die *Durarisse*, insbesondere die *Tentoriumrisse* mit *infra- und supratentoriellen Blutungen*, die zumeist mit *Blutungen in das Atemzentrum* kombiniert auftreten. Die sonstigen Veränderungen an den Schädeldecken können sich zeigen in *Scherwirkungen* unter Entwicklung eines ein- oder doppelseitigen Kephalhaematomes über dem Schläfenbein, in *Schleifspuren* und *Druckmarken der Haut* besonders bei vorstehendem Promontorium und bei Exostosen oder Spornbildung am Beckenring und an der Symphyse. In seltenen Fällen werden *Impressionen* der Schläfenbeine beobachtet, die durch abnorme Knochenvorsprünge im Beckenlumen verursacht sein können und eine Mortalität von 50% aufweisen. Ganz selten einmal kommen durch starke Scherwirkungen auch *Nahtlösungen* der kindlichen Schädelknochen zur Beobachtung.

Die Veränderungen am *Gehirn* können als *Blutungen* in Erscheinung treten, wobei besonders die *Terminalisblutung* häufig ist. Wo sie entwickelt ist, kommt es in der Hälfte der Fälle zu einem *Haematocephalus internus* mit tödlichem Ausgang. Auch das Auftreten von *Encephalodystrophien* und *Porencephalien* könnte u. U. häufiger in Erscheinung treten. Bekannt ist ferner durch WILLI, daß bei abnormem Geburtsverlauf eine große Disposition zur *Auswirkung des Morbus haemorrhagicus* besteht.

Auch bei atypischen Kindslagen, insbesondere Körperendlagen, werden evtl. die dort möglichen pathologischen Prozesse wie Halsmuskelrisse, Plexusrisse, Wirbelsäulenrisse und anderes häufiger als bei normaler Beckengestaltung vorkommen.

In diesem Zusammenhang ist verständlich, daß das enge Becken auch in der Frage der *Totgeburt* eine Teilrolle mitspielt.

Überraschenderweise ist aber der Hundertsatz nicht so groß, wie man vielleicht erwarten könnte. Unter 200 autoptisch überprüften Totgeburten war nur in 2 Fällen ein enges Becken der Mutter vermerkt. Beide Kinder wiesen ausgedehnte Tentoriumrisse auf. Unter den Lageanomalien und sonstigen Untertypen der nächsten Gruppe waren enge Becken nicht vertreten.

Bei einer zweiten Untersuchungsserie, die ebenfalls 200 Totgeburten umfaßt, wobei das Verhältnis von Frühgeburt zu Reifgeburt annähernd 1:1 ist, wurden in der Anamnese ebenfalls nur *zwei enge Becken* mit einer conjugata externa von 17 cm erwähnt. Die Kinder wiesen Hirnhautblutungen auf. Unter 11 Fällen mit mäßig verengtem Becken, mit einer conjugata externa zwischen 18 und 18,5 cm, zeigten 4 Kinder Tentoriumrisse stärkeren Grades, ein Kind leptomeningeale Blutungen, 3 Fälle atypische Lage und 5 Fälle Nabelschnurvorfall. Man gewinnt also den Eindruck, daß die Häufigkeit des engen Beckens nicht mehr die Rolle spielt, die ihr vor einigen Jahrzehnten zukam. Wahrscheinlich ist dieser Rückgang z. T. ein realer und ist auf eine Abnahme des rachitisch bedingten Beckens durch die Rachitisprophylaxe zu beziehen, zum anderen hat sicherlich die Vervollkommnung der geburtshilflichen operativen Methodik wesentlichen Anteil am günstigeren Ergebnis. Selbstverständlich kann ein derartiger Schluß nicht allein aus der Beurteilung der anfallenden Totgeburten oder der unter der Geburt verstorbenen Kinder gezogen werden, vielmehr müssen alle Kinder berücksichtigt werden, die innerhalb der Perinatalperiode zugrundegehen. Innerhalb dieser Gruppe haben sich im eigenen Untersuchungsgut aber ebenfalls keine Hinweise ergeben, daß das enge Becken eine bedeutungsvolle Rolle spielt.

Ein interessantes Ergebnis zeigt auch die Überprüfung der Frage des engen Beckens bei trotz durchgeführter *Sectio* verstorbenen Kindern. Unter 29 Obduktionsfällen war nur zweimal ein enges Becken als Grund für die Schnittentbindung angegeben. Die meisten Fälle betrafen die Placenta praevia und Schwangerschaftstoxikosen. Selbstverständlich ergibt die Betrachtung dieser Frage aus der Perspektive des pathologischen Anatomen ein schiefes Bild, da die Sectio-Kinder zumeist überleben, so daß der pathologische Anatom über glücklich verlaufene Fälle von engem Becken und Schnittentbindungen nicht unterrichtet wird.

Zum Schluß sei es mir gestattet, abgesehen von der Beziehung zum engen Becken, noch eine besondere Frage zur Diskussion in Vorschlag zu bringen. Im Rahmen des Sectioproblems möchte ich auf die Tatsache hinweisen, daß Sectio-Kinder doch relativ häufig geburtstraumatische Schädigungen aufweisen, über deren Entstehungsmechanismus man sich nicht ohne weiteres ein klares Bild machen kann. Unter unseren obduzierten 29 Sectio-Fällen waren viermal schwere Tentoriumrisse, viermal Tentoriumdehiscenzen und zehnmal erhebliche Hirnhautblutungen nachzuweisen. Darüber hinaus konnten in 4 Fällen Leberblutungen, in 4 weiteren Fällen erhebliche Lungenblutungen, in 2 Fällen Nebennierenblutungen und 16mal eine Fruchtwasseraspiration nachgewiesen werden. Da die genannten Schädigungen zweifellos mit am eingetretenen Tode der Kinder Schuld haben, wäre also die Frage aufzuwerfen, inwieweit solche Schädigungen durch die Technik oder vielleicht durch die Wahl des Zeitpunktes der Sectio vermieden werden könnten. Es ist natürlich vorstellbar, daß solche Schädigungen bereits beim Einsetzen der Wehentätigkeit in Gang kommen und bei Widerständen im Becken schon entstehen, bevor schließlich die Sectio durchgeführt wird. Wie ich aber schon ausführte, hat bei 27 von unseren 29 Sectio-Fällen ein enges Becken gar nicht vorgelegen, so daß doch die traumatischen Hirnschäden und Hirnhautschäden wohl irgendwie auf den Eingriff als solchen bezogen werden müssen.

FSC
www.fsc.org
MIX
Papier | Fördert gute Waldnutzung
FSC® C083411

Kolibri 360 GmbH
Ferdinand-Jühlke-Straße 7
99095 Erfurt, Deutschland
produktsicherheit@kolibri360.de